Td 57/259

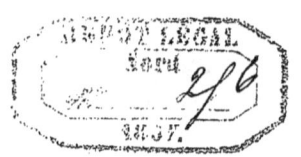

RÉPONSE

AU

RAPPORT DE M. LE Dr DEHOUS

RÉPONSE

AU

RAPPORT DE M. LE Dʳ DEHOUS

SUR UN

MÉMOIRE

adressé à la Société d'Agriculture, Sciences et Arts de Valenciennes,

INTITULÉ

CONSIDÉRATIONS GÉNÉRALES APPLIQUÉES A L'HYGIÈNE PUBLIQUE ET PRIVÉE PENDANT LE COURS D'UNE ÉPIDÉMIE DE CHOLÉRA INDIEN,

par le Dʳ BOURGOGNE père (de Condé)
auteur du Mémoire,
MEMBRE CORRESPONDANT DE LA SOCIÉTÉ DES SCIENCES MÉDICALES ET NATURELLES DE BRUXELLES, ETC., ETC.

1857

VALENCIENNES
Imprimerie de B. Henry, Marché-aux-Poissons.

A MESSIEURS

LES MEMBRES DE LA SOCIÉTÉ D'AGRICULTURE, SCIENCES ET ARTS

DE L'ARRONDISSEMENT DE VALENCIENNES.

Messieurs et très-honorés Collègues,

C'est au hasard que je dois la connaissance du Rapport de mon confrère Dehous sur mon dernier Mémoire intitulé : *Considérations générales appliquées à l'hygiène publique et privée, pendant le cours d'une épidémie de choléra indien.*

Que dans les sciences en général, des dissidences se fassent remarquer entre les écrivains qui abordent un même sujet, alors qu'il s'agit d'interpréter certains faits, certains phénomènes, c'est ce qui se voit tous les jours, et la médecine ne fait pas en cette circonstance exception. Sans sortir de la matière ici en discussion, le choléra indien, j'observe que cette dissidence existe déjà entre deux honorables médecins de la noble cité qui a vu naître Froissart ; car, tandis que M. le docteur Courtin, avec qui je différais sur une question de forme très-minime, très-secondaire, adoptait, dans un Rapport sur mon premier Mémoire, toutes les propositions qui résumaient ce Mémoire, M. le docteur Dehous se place, par sa manière de voir, en hostilité ouverte avec son collègue. Rien de mieux, sans doute, que cette liberté dans les opinions ; mais, pour peser de quelque poids dans la balance, il faut nécessairement, à l'appui de celles qu'on embrasse, apporter une autorité réelle, puissante ; c'est ce que n'a pas fait, et c'est ce que ne pouvait pas faire mon honorable contradicteur, car, son point de départ pour me combattre est une erreur flagrante.

Je laisse de côté ce que j'ai écrit sur l'hygiène en temps de choléra, et où on a vu du *luxe dans les divisions* que je me suis vu obligé de créer pour être plus lucide ; je répète donc que le point de départ de mon confrère, pour combattre ma manière de voir sur l'identité des fièvres paludéennes pernicieuses avec le choléra indien est évidemment *erroné*. En effet, M. Dehous revient à chaque instant sur *l'absence d'intermittence et de rémittence qui existe dans le choléra indien*, alors que ces états se remarquent toujours dans les fièvres paludéennes pernicieuses (intermittentes et rémittentes, bien entendu). Mais, si mon honorable confrère s'était donné la peine de parcourir mes divers Mémoires sur le choléra, il y aurait vu que si je m'emparais des fièvres paludéennes pernicieuses intermittentes et rémittentes dans l'intérêt de l'identité sous le drapeau de laquelle je me suis enrôlé, ce n'était pas pour m'occuper des types présentés par ces états, mais bien pour saisir ce que ces fièvres offraient d'analogie sous le rapport des *formes pendant les accès, avec les diverses formes prodrômiques du choléra indien*. Ceci est tellement évident que je disais dans mon second écrit, page 5, ligne 14 :

« Etats morbides paludéens pernicieux contre lesquels les
» propriétés anti-périodiques des préparations de quinquina
» ont une action spécifique :

» 1° Le choléra asiatique. *Le spécifique donné lors de l'appa-
» rition des formes prodrômiques.*

» 2° Fièvres rémittentes pernicieuses. *Application du traite-
» ment dans l'intervalle des paroxismes.*

» 3° Fièvres intermittentes. *Pendant l'intermittence.* » J'ajoutais « et parmi les préparations de quinquina le *Tannate de
» quinine, donné soit seul ou combiné* avec le camphre pour
» combattre :

» *1° Les formes prodrômiques nerveuses ou sudorifiques ;*

» 2° *Le même moyen, uni avec l'opium,* lorsqu'on s'attaque à
» la forme gastro-intestinale (*cholérine*) est, pour nous, celui
» qui est le mieux approprié au génie du choléra indien. »

Voilà, ce me semble, trois états paludéens pernicieux bien distincts, le premier n'offrant ni intermittence, ni rémittence, excepté dans des circonstances très-exceptionnelles ; et si j'ai mis en tête de cette citation le mot *antipériodique*, mot impropre en ce qui concerne le choléra, puisqu'il n'offre presque jamais de périodicité, c'est que le tannate de quinine est très-souvent employé comme le sulfate à base de quinine dans le but d'atteindre les maladies à périodes plus ou moins distinctes, et non comme s'appliquant à la nature périodique du choléra qui est pour moi *une fièvre pernicieuse paludéenne à un seul accès*, ou mieux, *une fièvre paludéenne pernicieuse continue au quinquina*.

On voit donc que la terrible machine construite par mon honorable confrère, à l'aide de l'*intermittence* et de la *rémittence*, pour battre en brèche l'identité, croule de toute part, qu'un abîme nous sépare ; mais, il n'est pas tellement grand, que j'espère le voir franchir par mon confrère pour venir me serrer la main sur le terrain de cette même identité.

Les fièvres paludéennes continues pernicieuses ont été étudiées depuis longtemps par les médecins italiens et français surtout : elles présentent fréquemment les formes *soporeuses*, *sudorales* et *gastro-intestinales*, lesquelles répondent admirablement aux formes *nerveuse*, sudorifique ou *sudorale* et *gastro-intestinale* qui constituent ce qu'on a appelé jusqu'à présent et si improprement le choléra indien, dénomination vicieuse, s'il en fut, puisque le choléra, d'après son étymologie, indiquant une maladie dans laquelle des flots de bile sont évacués, il n'en est pas rendu la plus petite parcelle dans le choléra qui nous est venu de l'Inde. En outre, cette dernière dénomination a encore le grave inconvénient de plonger les médecins dans les plus cruelles perplexités, lorsqu'il s'agit de formuler un traitement ; d'où l'épouvantable chaos qui règne aujourd'hui dans la médication du choléra, confusion qui a cessé pour moi depuis que, dans la dernière épidémie, j'ai été conduit à considérer la peste indienne comme une *fièvre paludéenne pernicieuse continue*.

« Les fièvres pernicieuses sont rares dans nos contrées » (contrées tempérées), dit M. Dehous, tandis que le choléra » s'est montré à toutes les latitudes. »

Erreur. Mon confrère oublie que c'est à deux pas de la ville qu'il habite, dans la Flandre, que, d'après l'illustre Pringle, les armées anglaises furent jadis décimées par les fièvres paludéennes pernicieuses, que les armées françaises éprouvèrent le même sort, lors de la campagne de Hollande, que ce fut des marais de la Hongrie que sortit la terrible fièvre qui, dans l'espace de six années, enleva quatre millions d'hommes en Europe ; et la Sologne et la Bresse, sont-elles situées sous la Ligne pour fournir chaque année leur contingent de fièvres pernicieuses ? L'Ecosse, la patrie des brouillards et des tempêtes réfrigérantes, ne renferme-t-elle pas aussi des marais aux miasmes meurtriers. Ossian veut donner une haute idée d'un guerrier : « Et toi, » dit-il, ô Ducomar, tu étais fatal comme les exhalaisons du » marécageux Lano, lorsqu'elles s'étendent sur la plaine et » qu'elles portent la mort parmi les nations. »

En ce qui concerne la hauteur à laquelle peuvent s'élever les miasmes marécageux, M. Dehous fixe, d'après M. Becquerel, cette hauteur à 306 mètres au-dessus du niveau de la mer ; et pourtant, on observe des fièvres marécageuses sur le Mont-Louis, dans les Pyrénées-Orientales, à une hauteur de 1000 mètres au-dessus du niveau de la mer.

Maintenant, quant à la distance à laquelle sont lancés les effluves marécageux dans la voie que j'appellerai horizontale, et dont mon confrère ne parle pas ici, on ne doit plus compter par mètres, car, des fièvres semblables à celles qui dévastent la Hollande à certaines époques se font également sentir sur la côte orientale de l'Angleterre, lorsque le vent souffle de la première de ces contrées dans la direction de ce dernier pays.

Si j'ai abordé les différentes questions dont il vient d'être fait mention, ce n'est pas à dire pour cela que la doctrine de l'identité eût besoin de ce secours, mais j'avais à signaler des *erreurs*, et des *lacunes* à combler.

L'identité du choléra indien avec les fièvres paludéennes pernicieuses continues repose encore une fois :

1° Sur l'analogie des causes productrices ;
2° Sur l'analogie des symptômes ;
3• Enfin, sur l'analogie de la médication.

Le Gange (le delta du Gange) est le point de départ du choléra : M. Dehous le confesse lui-même ; c'est dans son sol bourbeux et fétide que s'élabore le terrible ferment qui crée le choléra ; c'est dans les plaines marécageuses des divers pays que se forment les effluves plus ou moins meurtriers qui causent les fièvres intermittentes, rémittentes et *continues* paludéennes ; c'est aux diverses préparations fournies par le quinquina que l'art s'adresse pour combattre ces maladies.

Avant de terminer ce qui a trait à l'*identité*, je dois ajouter que je ne me pose pas comme l'inventeur de cette doctrine, ce que semblait croire mon honorable confrère, lorsqu'il dit :
« Du reste, cette idée d'assimiler, quant à leur nature, le
» choléra et les fièvres paludéennes, n'est pas née d'hier, car
» Alibert, MM. Jolly et Coster ont comparé le choléra à une
» fièvre pernicieuse, etc... »

S'il avait lu mon premier Mémoire sur le Traitement abortif du choléra *(Lettre à M. le professeur Bouillaud)*, il aurait vu que la pensée d'assimiler le choléra aux fièvres paludéennes pernicieuses avait été émise bien avant l'arrivée du choléra en Europe, et cela par MM. Annesley et Searle qui, ayant habité l'Inde, avaient observé cette maladie au lieu même où elle prit naissance. Seulement, je revendique pour ma part *d'avoir formulé mieux qu'on ne l'avait fait avant moi les divers états prodrômiques du choléra*, d'avoir *assigné l'époque de cette affection où un traitement abortif doit être employé*; enfin, je revendique comme bien à moi *l'emploi du tannate de quinine*, comme le moyen le mieux approprié pour annihiler les prodrômes de cette maladie.

C'est donc pour n'avoir pas administré en temps opportun le moyen abortif du choléra indien qu'on a échoué avec des médications qui pouvaient, bien adaptées, amener de bons résultats. C'est pour avoir *cherché l'identité dans les états paludéens intermittents ou rémittents* au lieu de la constituer à l'aide des fièvres paludéennes pernicieuses CONTINUES, qu'on a glissé à côté de la question. Cette erreur, M. Dehous n'a pas pu l'éviter lui-même : *undè mali labes*.

Mais, pour arriver à ce résultat si désirable, il ne fallait pas se contenter, pour se former une opinion, de *citer quelques lignes du* Compendium *de Médecine pratique, plus quelques rares paragraphes empruntés à trois ou quatre journaux de médecine ;* il *fallait lire les meilleurs ouvrages publiés sur le choléra indien ;* puis prendre ses éléments de comparaison dans les ouvrages de Torti, de Werlhof, de Morton, de Lauter, de Sénac, de Lind, de Pringle, de Rivière, d'Alibert, de Baumes, de Neppe, de Maillot, de Bailly, de Boudin, etc., etc. Mais c'est une rude et difficile besogne que de compulser ces textes latins et français, travail pourtant indispensable, si, dans les circonstances où se trouvait placé M. Dehous, on ne veut pas échouer complètement.

Deux mots encore, pour répondre à un dernier *pourquoi* de » mon confrère. « Pourquoi, dit-il, ces allures bizarres qui » caractérisent le choléra ? Pourquoi ces courses vagabondes ? » Pourquoi promène-t-il ainsi sa faux meurtrière du midi au » nord ? »

Sydenham à qui on posait à peu près la même question en ce qui concerne la variole, qui, elle aussi, nous vient de loin, voire même de l'Inde, patrie du choléra, et où Sonnerat (*Voyage aux Indes-Orientales*), affirme que les Indiens en ont fait une déesse qui a des autels. Sydenham répondait qu'il n'en savait rien, et que probablement les autres n'en savaient pas plus que lui. Imitons donc ici la sage réserve de l'illustre médecin anglais, mais cessons de suivre ses errements lorsqu'il quitta brusquement Londres ravagée par une maladie pestilentielle : vous et moi, mon cher confrère, si ce qui n'est malheureusement que trop possible, le fléau indien venait de nouveau dans nos contrées, nous resterions bravement à notre poste, alors même que la contagion de la fièvre continue pernicieuse indienne ne ferait pas plus doute pour vous que pour moi. Abordons donc maintenant ce sujet.

DE LA CONTAGION DU CHOLÉRA.

« La contagion, dit M. Dehous, est un point bien intéressant » de l'histoire du choléra, et les faits cités par M. Bourgogne, » qui est contagioniste, ont un certain degré d'importance. »

Ainsi s'exprime mon confrère dans son Rapport, puis il ajoute : « La solution du problème offre à côté de l'intérêt » scientifique une grande importance au point de vue de l'uti- » lité publique ; seulement, la vérité est ici une arme à deux

» tranchants et peut devenir un véritable danger ; c'est peut-
» être là le motif de l'hésitation et de la retenue chez les quel-
» ques anti-contagionistes. »

M. Dehous dit ensuite que « proclamer la contagion peut
» avoir son bon côté, en appelant dès le début du choléra la
» charité publique au secours des malheureux, etc., mais,
» d'un autre côté, il craint qu'en agissant ainsi, c'est jeter par-
» tout l'épouvante, c'est étouffer les sentiments les plus sacrés
» de famille, d'amitié, priver les malades de toute espèce de
» secours, etc. »

Le danger de la position paraît assez grave à M. Dehous pour qu'on s'efforce de l'éviter, et pour cela, il conseille de s'en tenir aux sages mesures d'hygiène, et de ne pas les négliger, surtout dès le début du choléra : c'est là, dit-il, la véritable prophylaxie du choléra, si elle existe.

Je dois tout d'abord le dire ici, mon confrère, comme lorsqu'il a voulu combattre l'identité, glisse encore, en ce qui regarde la contagion, à côté de la question. Je constate que dans son Rapport, il a été rarement pénétré du sujet qu'il traitait; donc, pour la contagion du choléra, il étaie son édifice de poutres peu solides : la place qu'il prend est mauvaise, ses inductions sont erronées, ses conseils timides et pleins de danger pour lui comme pour ceux à qui il sera appelé à donner des conseils en temps d'épidémie cholérique.

Après avoir trouvé de puissants éléments de conviction chez les contagionistes, M. Dehous n'est pas converti, parce que, dit-il, la contagion n'a pas toujours lieu; mais, il doit savoir, et je l'avais dit à plusieurs reprises dans l'ouvrage qui a fait l'objet de son rapport, que la contagion, même dans les affections les plus contagieuses, n'était jamais un fait constant, absolu, mais relatif; que c'était un acte qui ne pouvait s'accomplir qu'avec l'aide de ce qu'on appelle *prédispositions*. Mon confrère reste donc neutre, juste-milieu, en attendant de nouveaux éléments de conviction.

Mais, cette position qu'on peut trouver très-commode doit avoir pourtant ses dangers, comme je viens de le dire : une personne est appelée auprès d'un cholérique pour une affaire d'une importance secondaire; mais cette personne à la tête d'une famille, d'une grande industrie, a besoin de savoir si, en approchant le malade, elle a quelque chose à craindre sous le rapport de la contagion ; dans ce dernier cas, elle s'abstiendra. On s'adresse au médecin. Objectera-t-il qu'il attend de nouveaux éléments de conviction pour répondre? Ou bien dira-t-il : entrez, il n'y a pas de danger. C'est ce qu'on fit : l'industriel enfermé quelques minutes avec le malade retourne chez lui, meurt du choléra et tue une partie de sa famille. Que dirait mon confrère Dehous s'il avait donné un pareil conseil ?

Un autre fait qui m'est particulier est le suivant : il s'agit de la fièvre typhoïde dont la contagion n'est pas admise par tous les médecins.

On apporte à Vieux-Condé une fille venant de Denain, et mourante. Pour cette malheureuse, arrivée au plus haut degré de la maladie, l'art ne pouvait plus rien : il lui fallait pourtant des soins. J'annonce qu'il y a danger d'approcher la malade ; mais je fais en même temps appel au courage de quelques personnes qui me paraissent, par leur âge et leurs précédents, devoir être le plus à l'abri de la contagion. Je prescris toutes les précautions hygiéniques qu'on observe en pareil cas, ce qui n'empêcha pas qu'au bout de douze jours, dix cas de contagion s'étaient déclarés. Où en aurais-je été si, d'avance, je n'avais dit ma pensée touchant la possibilité de la contagion. Le fait s'est passé, il y a trois mois, dans l'usine de M. Dervaux-Lefebvre.

Sans doute il ne faut pas aller publier à grand renfort de grosse caisse et de cymbales que telle ou telle maladie est contagieuse ; mais il est du devoir du médecin qui a une opinion formée sur de nombreux cas qui lui sont particuliers, et sur ceux que la science lui a fournis, de dire toute sa pensée avec prudence et circonspection : c'est un devoir impérieux pour lui ; mais qu'il donne l'exemple du courage et du dévouement, et les cœurs généreux et dévoués ne manqueront pas, comme j'en ai été le témoin pendant le cours de trois épidémies.

En admettant, ce qui n'est pas, que la vérité, lorsqu'il s'agit de la contagion, soit une arme à deux tranchants, phrase qui touche un peu à l'hyperbole, à ce glaive qui paraît si dangereux à mon confrère, j'avais opposé une armure qui bientôt mettait à couvert de toute atteinte, je vais de nouveau m'expliquer ici. Puisque M. Dehous n'a pas jugé à propos de dire un mot de ma *Méthode prophylactique*, pendant qu'on est exposé à une contagion plus ou moins imminente, je lui donnais à traiter une magnifique question de pathologie générale : Pourquoi ne l'a-t-il pas fait ? pourquoi cette abstention ?..

Je disais donc dans mon dernier Mémoire :

Etant donnée une maladie contagieuse créée sous l'empire d'un état morbide d'une nature spéciale, trouver une médication qui, modifiant, changeant cet état morbide, rende la contagion impossible au bout de quelques heures : cette maladie était le choléra indien, cette médication était la *Médication abortive* que j'ai instituée. Mais mon confrère, laissant de côté cette manière de faire, ne trouve rien de mieux pour se garantir de la contagion que *d'en appeler purement et simplement à l'hygiène.*

Pratiquer en temps de choléra une hygiène intelligente est chose assurément très-bonne, qui en doute ? J'en ai parlé moi-même assez longuement ; mais, il faut bien l'avouer, on en use en général mal de cette hygiène. Parlez à une personne de se montrer forte et courageuse pendant le cours d'une épidémie, vous voyez cette même personne trembler et vous répondre : le courage ne se commande pas. Dites d'éviter les excès, et vous rencontrez, même dans les hautes régions, une foule d'individus dans des positions bachiques ou autres plus ou moins compromettantes. Il en est de même de tous les moyens qui constituent l'hygiène et dont on se moque fort. D'un autre côté, combien de personnes qui, la pratiquant religieusement, n'ont pas été pour cela à l'abri de l'infection ou de la contagion cholérique.

A propos de l'hygiène à pratiquer par les classes pauvres dans les ateliers, les usines, je trouve encore M. Dehous coupable d'une très-grave omission. Il insinue que c'est à l'aide de moyens hygiéniques employés chez les ouvriers de M. Dervaux-Lefebvre, à de fréquentes visites faites par nous, que les beaux résultats obtenus dans les ateliers de M. Dervaux avaient eu lieu. Mais j'ai positivement dit dans mon Mémoire que c'est à *l'application de ma méthode abortive* que les ouvriers en question doivent d'avoir été mis à l'abri du choléra confirmé : cette application a été faite cent six fois, et les résultats ne se sont jamais démentis : guérisons promptes, reprises rapides des travaux et usage (ce qui m'a fait quelquefois grand peur) d'une nourriture dont les qualités laissaient beaucoup à désirer, et tout cela sans le plus petit inconvénient.

Certes M. Dervaux a fait pendant le cours de la dernière épidémie tout ce qu'on avait à espérer d'un bon maître et d'un industriel éminent ; mais il sait, comme moi, combien il est difficile, impossible même de faire adopter les meilleures mesures par ceux qui ont intérêt à les suivre scrupuleusement.

J'aurais beaucoup à dire encore touchant le sujet si grave que je n'ai fait qu'aborder ici incomplètement ; mais je vois que ma réponse à M. Dehous a déjà pris un certain développement, je ne puis donc que renvoyer aux trois Mémoires que j'ai successivement publiés sur le choléra indien ceux qui voudraient avoir une idée plus exacte de la doctrine de l'identité du choléra indien *avec certaines fièvres paludéennes continues pernicieuses*, et de la méthode abortive que j'oppose au premier de ces fléaux.

Parlons maintenant du *choléra des animaux*, et voyons comment notre confrère traite cette nouvelle question, qui a bien aussi son importance. « M. Bourgogne, dit mon honorable con-
» frère, termine ce troisième Mémoire par *une espèce de petit*
» *appendice* à celui qui l'a précédé, et qui traitait du choléra
» chez les animaux. Nous ne nous y arrêterons pas, puisque
» M. le docteur Courtin nous a fait un Rapport sur ce sujet ;
» mais, nous ferons remarquer, *en passant*, que des faits de
» même nature ont déjà été publiés dans les journaux de méde-
» cine, sans avoir pu conquérir l'adhésion des lecteurs. »

Cette *espèce de petit appendice*, dont M. Dehous parle ici, était pourtant constitué par un chapitre de huit pages. Dans ce chapitre je m'exprimais ainsi :

« Les mêmes lois organiques régissent la médecine vétérinaire et la médecine de l'homme ; donc, il n'y a ni pathologie ni physiologie spéciale pour les animaux, et à part les modifications de formes et la différence des espèces, on trouve dans la structure anatomique des uns et des autres la plus grande analogie. Par suite, cette analogie doit aussi se rencontrer dans les maladies dont ils sont atteints, et dans les méthodes générales de traitement qui leur sont appliquées, etc., etc. »

Partant de ces données, je parlais des affections souvent très-graves causées par les miasmes marécageux chez quelques animaux ; j'invoquais à ce sujet l'autorité de Royston, de Lancisi, d'Andoin, de Chaiquebrun, de Tessier, de MM. Guersant, Bailly. A ces noms, j'aurais pu ajouter ceux de MM. Rodet, le Charpentur, Bertrand et Damoiseau.

Ceci admis, et m'appuyant toujours sur l'identité qui existe entre certains états paludéens et le choléra indien, *à quelques faits rares relatés par des observateurs*, j'ajoutais ceux que le hasard m'avait fournis ; je racontais ce qui était arrivé en 1832 aux lièvres et aux lapins du parc de M. le duc de Croy, alors que ces infortunés rongeurs avaient été décimés dans le susdit parc situé *non loin de plusieurs villages ravagés d'une manière épouvantable par le choléra;* je parlais des symptômes qui se montraient chez ces animaux ; je pratiquais deux autopsies, séance tenante, autopsies qui m'avaient présenté des lésions semblables à celles observées chez des personnes qui avaient succombé au choléra ; je faisais également mention des atteintes que le choléra avait fait subir aux gallinacés et à quelques palmipèdes ; je n'oubliais pas de dire comment une jeune vache de chez M. Grenier-Tintenier était morte en vingt-quatre heures, présentant tous les symptômes du choléra indien pendant la dernière épidémie qui a sévi à Vieux-Condé, etc., etc. A ce sujet, je conseillais un traitement semblable à celui que j'emploie chez l'homme en pareille circonstance ; je donnais même des formules très-détaillées, et en présence de tout ce que j'écrivais alors, l'honorable rapporteur de mon dernier Mémoire refuse de me suivre sur ce terrain, et tranchant le nœud gordien, il se contente de dire : *Nous n'aborderons pas le petit appendice.*

Mais pourquoi mon confrère ne l'a-t-il pas abordé ? Comme moi, il a l'honneur de faire partie de la Société impériale d'agriculture, sciences et arts de l'arrondissement de Valenciennes. Est-ce que tout ce qui intéresse la santé, la vie même des animaux dont la possession constitue une bonne partie de la richesse des habitants de la campagne ne devait pas être traité avec amour par M. Dehous? Quoi ! aux péripneumonies contagieuses des bêtes à cornes, au typhus, aux maladies charbonneuses qui dévastent les étables, un nouveau fléau vient se joindre, fléau dont l'action sur le bétail et sur les animaux de basse-cour n'est plus douteuse, et mon confrère ne veut pas aborder ce sujet si intéressant! En vérité, on ne comprend pas une pareille abstention.

Mais, dit-il, M. le docteur Courtin (ce que j'ignorais) a déjà parlé de cette partie du Mémoire de M. Bourgogne, il était donc inutile que j'en parlasse de nouveau.

Je répondrai à mon confrère que M. Courtin avait, dans un Rapport un peu laconique, mais très-bien fait d'ailleurs, traité de l'identité du choléra et des fièvres paludéennes pernicieuses, alors qu'il fut nommé rapporteur de mon premier Mémoire, ce qui n'a pas empêché M. Dehous de s'occuper, comme on l'a vu, de cette même identité : et à la rigueur, pourtant, il pouvait ne pas le faire ; car, dans le Rapport dont il était chargé, il n'avait à traiter que des questions d'hygiène publique et privée. En cette circonstance, d'ailleurs, ce qui abondait ne pouvait nuire, au contraire; et il eût été bon de connaître si la dissidence qui existe entre mes deux honorables confrères de Valenciennes, lorsqu'il s'agissait du choléra chez l'homme, était encore la même pour le choléra des animaux.

J'arrive enfin au dernier sujet traité dans mon Mémoire et que je crois avoir abordé le premier, toujours prêt à recevoir les réclamations qu'on voudrait bien m'adresser, si cette priorité n'était pas fondée, plus ami de la vérité que de la priorité, *amica magis veritas*. Je veux parler de la question suivante que je posais pages 39 et 40 de ce Mémoire : *Peut-on manger impunément des viandes provenant des animaux atteints du choléra ou qui sont morts de cette maladie ?*

A cette question, M. Dehous dit : « Voici la solution très-
» courte que nous lui donnerons : les travaux de M. Renault
» ont en effet prouvé que la chair d'un animal mort de maladies
» essentiellement contagieuses, morve, charbon, etc., n'est pas
» dangereuse pour le chien, le porc, les poules, soit avant soit
» après la cuisson. »

Mon confrère, comme il est facile de le voir, n'a pas répondu à ma question. Pourquoi encore ici glisser à côté? Pourquoi ne pas répondre d'une manière catégorique? Je *demande clairement, positivement* si les viandes provenant des animaux atteints du choléra pouvaient être mangées ? *sic*.

M. Dehous n'avait nullement besoin de faire de grands efforts pour donner la solution du problème, car moi, je répondais à la question que j'avais posée; il n'avait qu'à me copier et tout était dit. J'écrivais donc page 39 :

« En 1832, vers la fin de l'été, on vit paraître sur le marché
» de Condé des poules, des poulets et des canards en grande
» quantité ; les lièvres et les lapins sauvages y firent aussi une

» apparition inaccoutumée ; tous ces animaux étaient maigres
» et d'un acpect peu confortable ; cependant le prix en était tel-
» lement minime que les amateurs ne manquèrent pas. D'où
» venaient ces gallinacés, ces palmipèdes et ces nombreux ron-
» geurs ?

» Tous sortaient des endroits que nous avons désignés plus
» haut, et tous avaient été victimés par le choléra d'une manière
» plus ou moins complète, chose que les acheteurs ne suppo-
» saient pas, bien entendu. La volaille passait pour avoir été
» mal nourrie : pour les lièvres et les lapins, on les avait pris
» au lacet (1), ce que les vendeurs affirmaient en montrant le
» cou de ces animaux encore entouré du fatal lien. Bref, tout cela
» fut mangé en fricassée, ou rôti ou en civet ; personne, que
» nous sachions, n'en fut malade, et pendant la durée de ces
» banquets babyloniens, aucun des convives ne lut sur les pa-
» rois des chambres du festin, ces mots écrits en caractères
» plus ou moins cabalistiques : *Tes jours ont été comptés ! ! !* »

» La cuisson des viandes a donc suffi pour détruire le principe
» délétère qui avait tué ou rendu malades ces animaux dont on
» pu se nourrir impunément, ce qui nous paraît très-vraisem-
» blable, ajoutais-je, puisque deux chiens qui avaient avalé des
» matières rendues par des cholériques (matières qui n'avaient
» pas été soumises à l'action de la chaleur), avaient succombé
» en quelques heures. »

Partant de ces données qui concernaient les viandes provenant des animaux atteints du choléra indien *seulement*, je me
demandais si une pareille immunité était acquise, alors qu'on
mangeait des chairs qui avaient appartenu à des animaux morts
de diverses maladies contagieuses, et à ce sujet, je citais les
expériences intéressantes faites par M. Renault ; mais je citais
de telle manière que les inductions à tirer de ces expériences
étaient rapportées par moi avec une religieuse exactitude ; bien
convaincu que, si toujours la pensée d'un écrivain doit être dans

---

(1) Non-seulement presque tous les lièvres du parc avaient succombé mais bon nombre de ces animaux et de lapins furent également trouvés morts dans la forêt de Bonsecours, et pour dissimuler la cause de cette mort, ceux qui les ramassèrent, pratiquèrent la fraude dont nous parlons.

l'analyse qu'on fait de ses œuvres rendues sans altération aucune, c'est surtout lorsqu'il est question d'une chose qui intéresse tant la santé publique ; c'est surtout lorsqu'on s'empare des faits rapportés par un savant dont le nom est vénéré, comme celui de M. Renault.

Dans mon Mémoire qui fait le sujet du Rapport de M. Dehous, je m'exprimais donc de la manière suivante, à propos des expériences du savant directeur de l'Ecole impériale vétérinaire d'Alfort.

Dans un mémoire lu à l'Académie des Sciences (séance du 10 novembre 1851), M. Renault conclut à la suite d'expériences faites par lui :

1° Que le chien et le porc peuvent manger, sans danger pour leur santé, tous les produits sécrétés quels qu'ils soient, tous les débris cadavériques cuits ou *non cuits*, provenant des animaux affectés des maladies contagieuses dont il a été question dans ce travail, savoir : la morve, la maladie charbonneuse, dite sang de rate, la rage, le typhus contagieux, la péripneumonie des bêtes bovines et l'épizootie contagieuse des gallinacés ;

2° Qu'il en est de même pour les poules, à l'égard des mêmes maladies contagieuses, à l'exception peut-être de celle qui leur est propre ;

3° Que les matières virulentes de la morve et du farcin aigu, qui perdent complètement leurs propriétés contagieuses dans les voies digestives du chien, du porc et de la poule, les conservent, *bien que moins énergiques, dans les voies digestives du cheval ;*

4° Que la matière virulente du sang de rate, que peuvent manger sans inconvénient le chien, le porc et la poule, *donne souvent lieu à des acicdents charbonneux*, quand elle est avalée par des herbivores, tels que le mouton, la chèvre et le cheval.

M. Renault pense que cette immunité, à l'égard de la contagion dont jouissent les carnivores et les omnivores alimentés avec des matières virulentes, pourrait tenir à ce que les virus, étant évidemment, par leur origine, de nature animale, subiraient, dans les organes destinés à digérer des *aliments animaux*, des modifications qui, en les altérant profondément, leur feraient perdre leurs propriétés malfaisantes. Puis, il ajoute que, si concevable que soit la répugnance de l'homme à se nourrir de viandes ou de laitage provenant de bêtes bovines, porcs, moutons ou poules affectés de maladies contagieuses, il n'y a en réalité aucun danger pour lui à manger de la chair *cuite* ou du lait fourni par ces animaux.

Entre les quelques lignes citées par M. Dehous qui affirment que des animaux, le porc et le chien peuvent impunément manger les débris de chair provenant d'animaux morts de maladies contagieuses, et les paragraphes extraits par moi du Mémoire de M. Renault, qui prouvent combien ces mêmes viandes peuvent être dangereuses pour certaines espèces, si elles leur étaient ingérées, il y a, comme tout lecteur attentif peut s'en assurer, une énorme différence constituée par des résultats de la plus haute gravité : ce que je viens de dire me dispense de toute autre réflexion touchant la manière dont mon confrère a formulé son Rapport. Je pense qu'il m'est permis, pour faire ressortir de nouveau l'importance qu'on doit attacher à l'action de la cause productrice du choléra indien sur les animaux, de citer une lettre qui m'est précieuse à plus d'un titre. Ce document ainsi que les témoignages de sympathie dont j'ai été honoré par des savants et d'éminents personnages sont pour moi la récompense la plus flatteuse que je pouvais espérer :

ECOLE
impériale vétérinaire
D'ALFORT.

« Alfort, le 24 novembre 1856.

» Monsieur,

» Je viens de recevoir les trois brochures que vous avez bien
» voulu m'adresser, et dont chacune a pour objet l'étude du
» choléra. Je vous remercie de cet envoi. Je lirai ces trois
» Mémoires avec un véritable intérêt ; le dernier, surtout, qui
» touche à une matière rentrant plus spécialement dans le cer-
» cle de mes travaux ordinaires. Je n'ai pu, en les recevant,
» qu'y jeter les yeux ; et j'ai pu y voir que, comme j'ai eu l'hon-
» neur de l'exprimer dans le mémoire que j'ai lu à l'Académie
» de médecine sur la *maladie contagieuse des gallinacés*, des
» oies, des canards et des lapins, vous regardez cette affection
» comme analogue sinon identique au choléra. Je le répète,

» cette coïncidence de vue et d'opinions me fera lire vos travaux
» avec un redoublement d'intérêt.

» Encore une fois, recevez l'expression de ma
» gratitude, et en même temps, celle de ma consi-
» dération la plus distinguée,
» Renault,
» Directeur de l'Ecole d'Alfort. »

On trouvera peut-être que j'aurais pu passer sous silence deux lignes inscrites dans le rapport de M. Dehous et qui n'ont guère trait au sujet qu'il devait aborder, les voici : Après avoir dit d'après M. Dechambre, que le tube digestif est une voie peu ouverte, sinon tout-à-fait fermée aux agents de la transmission contagieuse, (allégation que, d'accord avec les meilleurs auteurs, je nie formellement), mon confrère s'exprime ainsi :

« On sait en effet que le *suc gastrique a la propriété d'annihiler*
» *les venins les plus puissants et les plus meurtriers.* »

Je laisse de côté l'étrange confusion que cette citation jointe aux deux lignes de M. Dehous laisse dans l'esprit. En rapprochant ainsi des agents toxiques de nature bien différente (poisons virulents et venins), je lui demanderai quelle autorité il pourrait invoquer pour accorder au suc gastrique la propriété de décomposer les venins. Traitons donc ici rapidement cette question, qui a peut-être plus d'actualité qu'on ne pourrait le supposer, depuis que nous sommes en possession de l'Algérie, où les reptiles vénimeux abondent, et dont certaines localités recèlent, je pense, la terrible *vipère minute*. On pourrait, sur la foi de quelques lignes écrites un peu précipitamment, se livrer à des expériences dangereuses ; on sait, d'après des milliers d'essais, que c'est surtout lorsque le venin est déposé dans une blessure, soit à l'aide des dents cannelées que portent certains serpents à la partie antérieure de l'os maxillaire supérieur, soit à l'aide d'un instrument quelconque recouvert de ce poison que sont amenés ces accidents terribles dont nous parlent les voyageurs et les naturalistes, ceci était constaté dès la plus haute antiquité. Pas de dissidence à ce sujet ; mais, il n'en est plus de même, lorsqu'on a voulu savoir si le venin des serpents pouvait également tuer, lorsqu'il est introduit dans l'estomac.

Rédi, naturaliste célèbre, écrit qu'on peut avaler impunément le venin de la vipère. Fontana, l'un des plus habiles physiologistes du xviii⁰ siècle, constate, au contraire, qu'à une certaine dose, il peut tuer si on l'avale. Enfin, le professeur Mangili, expérimentant à son tour, dit que le venin de la vipère n'a aucune action, lorsqu'on le met en contact avec la membrane muqueuse des voies digestives.

On voit qu'il y a désaccord entre les savants que je viens de citer. Mais il faut remarquer que pas un de ceux qui nient l'action toxique du venin, alors qu'on l'introduit dans l'estomac, n'a songé à faire honneur de cette immunité *au suc gastrique*. Cependant chaque expérimentateur, dont la sagacité est bien connue, a bien vu ce qu'il a rapporté ; encore une fois, pourquoi cette dissidence ? Qu'on me permette, si peu compétent que je sois en pareille matière, de dire ici mon opinion, quand ce que je vais avancer n'aurait pour résultat que d'empêcher un imprudent, se posant en jongleur, de trouver la mort en jouant avec ces affreux poisons.

On sait que les liquides qui arrivent dans l'estomac ne subissent pas tous également, à l'aide des humeurs gastriques, cette opération qu'on appelle chymification ou leur conversion en chyme. Quelques-uns ne fournissent qu'une portion de leurs matériaux à cet acte de l'estomac, d'autres, rapidement absorbés, ne donnent absolument rien. Il est certains sucs, enfin, qui ne subissent aucune altération et ne sont pas absorbés : Le venin des vipères est dans ce dernier cas ; mais seulement, alors que l'estomac n'a pas subi d'altération dans sa texture. Ce que j'avance ici me paraît résulter des expériences récentes faites par un savant physiologiste, M. Bernard.

Un bon état des membranes qui composent l'estomac et de la membrane muqueuse surtout est donc indispensable pour résister à l'absorption du venin qu'on tenterait imprudemment d'y introduire. Dans le cas, au contraire, où cette dernière aurait subi une altération dans sa texture (indépendamment même d'une blessure ou d'une ulcération de son tissu), on pourrait alors voir surgir de formidables symptômes dus au passage du poison dans les voies de la circulation. Ceci s'effectuerait sous l'empire des lois de *l'endosmose*, lois auxquelles n'échappent pas, comme on l'a cru, les corps organisés, et en vertu desquelles ces derniers permettent dans certaines circonstances l'introduction de fluides plus ou moins denses à travers leurs tissus.

Les propriétés attribuées au suc gastrique, comme moyen apte à annihiler les venins les plus puissants et les plus meurtriers, selon l'expression de mon confrère Dehous, sont donc *nulles* en cette dernière circonstance; et malheur à tout individu qui, atteint d'une gastrite chronique, d'anciennes névroses de l'estomac, ou qui aurait été sujet à des hémorrhagies plus ou moins fréquentes de ce dernier organe, voudrait tenter le périlleux essai d'avaler le venin de certains reptiles, surtout à une dose considérable, il pourrait être foudroyé par l'action de cet agent mystérieux, comme l'étaient les esclaves qui servaient Cléopâtre pendant le cours de ses royales orgies, alors que cette reine d'Egypte expérimentait l'action de ses poisons sur ces misérables ; ou bien, tomberait pour ne plus se relever, comme les convives des Borgia, lorsqu'ils avalaient le terrible *cantarella*.

Ici se termine la réponse que j'avais à faire sur le Rapport de mon confrère de Valenciennes, et qui avait trait à mon dernier Mémoire sur le choléra indien. En lisant cette réponse, dans laquelle je crois ne pas m'être écarté un seul instant des convenances les plus ordinaires, mais où j'ai dû, dans l'intérêt si grave du sujet que nous traitions l'un et l'autre, dire toute ma pensée, M. Dehous verra combien nous différons touchant la doctrine de l'identité du choléra indien avec certaines fièvres paludéennes pernicieuses, et par suite, il sentira combien aussi il était important de rendre à cette doctrine et à ma méthode de traitement qui en découle leur véritable physionomie. Je dois encore signaler et avec peine ces mots qui terminent le Rapport de mon confrère ; je cite :

« *J'ai cru*, dit-il, *qu'il était de mon devoir, non pas d'appro-*
» *fondir, mais d'effleurer les points les plus saillants du travail*
» *de mon confrère de Condé.* »

Comment ! Monsieur, vous avez eu pendant quatre mois un Mémoire de quarante pages (vous les avez comptées) et ayant devant vous un pareil laps de temps, vous vous contentez d'effleurer ce travail ! Traiter ainsi l'identité ! c'est mal ; mais, elle est trop grande dame et de trop bonne maison pour se sentir offensée de ce manque de galanterie. Elle sait bien, d'ailleurs, que bientôt elle pourra vous compter parmi ses plus fidèles serviteurs. Mon cher confrère, sachez-le bien, lorsqu'un livre, si peu nombreuses que soient les pages qu'il renferme, et si peu connu que soit son auteur, s'attaque à une chose aussi importante que la matière que j'ai traitée, ce livre a toujours le droit d'être approfondi dans une analyse ; c'est un devoir pour celui qui est chargé de le juger, c'est un devoir qu'ont toujours compris les Royer-Collord, les Double, dont les rapports peuvent servir de modèle, et doivent toujours être consultés lorsqu'on s'essaie à un pareil travail.

Je vous prie, Messieurs et très-honorés collègues, d'agréer l'assurance de ma considération la plus distinguée.

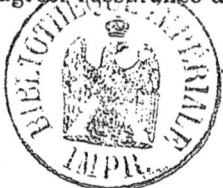

BOURGOGNE, père.
Doct. Médecin.

Condé (Nord), ce 20 mars 1857.